FEDERICO DI BARTOLO

IL VIAGGIO VERSO LA FELICITÀ

Guida pratica per essere felici

INDICE

Definizione della Felicità

La felicità, un concetto sfuggente eppure tanto desiderato, è al centro di molte riflessioni umane. Cosa significa davvero essere felici? La definizione di felicità varia da persona a persona, plasmata dalle esperienze di vita, le aspettative e le prospettive individuali. Iniziamo esplorando le radici concettuali della felicità, attingendo dalle filosofie antiche ai recenti sviluppi della psicologia positiva.

Nel corso dei secoli, filosofi come Aristotele hanno considerato la felicità come il fine ultimo dell'esistenza umana. Secondo la sua visione, la felicità non è un obiettivo da raggiungere, ma un modo di vivere bene, in accordo con le nostre e virtù. Questa prospettiva ha gettato le basi per una comprensione più profonda della felicità come uno stato d'animo intrinsecamente collegato alla nostra natura e al nostro modo di vivere.

Saltando avanti nel tempo, la psicologia positiva ha portato nuove prospettive allo studio della felicità. Il pioniere Martin Seligman ha introdotto il concetto di "fiorente" (fiorire), sottolineando la prosperità oltre la semplice soddisfazione. La felicità, secondo Seligman, non si limita a evitare il dolore, ma include anche la ricerca di significato, il coinvolgimento attivo e relazioni positive.

Attraverso queste lenti diverse, emerge un quadro complesso. La felicità è più di una singola emozione momentanea; è un insieme di stati mentali, emozioni e uno stile di vita che riflette un benessere più ampio.

La felicità non è solo un obiettivo a lungo termine, ma un elemento cruciale nella vita quotidiana. Diversi studi hanno dimostrato che persone felici tendono ad avere una migliore salute fisica e mentale. Il legame tra felicità e salute non è solo correlativo; c'è evidenza che la felicità può effettivamente influenzare positivamente la nostra biologia.

Gli ormoni dello stress, come il cortisolo, possono diminuire in presenza di stati mentali positivi, contribuendo a una migliore funzione cardiaca e immunologica. Inoltre, la felicità può influire sulla nostra percezione del dolore, riducendone l'intensità. Questi collegamenti tra mente e corpo evidenziano il ruolo cruciale che la felicità gioca nella promozione di uno stile di vita sano.

Ma la felicità va oltre la sfera fisica. Impatta la nostra capacità di affrontare sfide quotidiane, di costruire relazioni significative e di perseguire i nostri obiettivi con determinazione. Un individuo felice è più propenso ad essere produttivo, creativo e adattabile alle difficoltà.

Affrontiamo, quindi, il viaggio verso la felicità con l'idea che non è solo un desiderio personale, ma anche una necessità fondamentale per una vita appagante e sana. Navigare tra le diverse definizioni e approcci alla felicità ci preparerà per esplorare i passaggi pratici per raggiungerla nella vita di tutti i giorni e la consapevolezza di apprezzare il qui e ora sono elementi chiave nel processo di coltivare la felicità quotidiana.

La crescita personale è una parte integrante del percorso verso la

Comprendere Se Stessi

L'autenticità e la comprensione di sé stessi sono le fondamenta su cui costruire una vita felice.
Esploreremo il significato dell'autoconsapevolezza, l'identificazione dei propri valori e l'importanza di accettare e abbracciare le emozioni.

Autoconsapevolezza

L'autoconsapevolezza è il primo passo verso la felicità duratura. Significa guardare dentro di sé con onestà e apertura, esplorando le proprie convinzioni, motivazioni e comportamenti. La riflessione interiore richiede tempo e pazienza, ma è un investimento prezioso nella tua crescita personale.

Inizia con la pratica della consapevolezza. Trova momenti di tranquillità nella tua giornata, magari attraverso la meditazione o semplicemente prendendoti del tempo per riflettere. Chiediti: "Chi sono io veramente? Quali sono le mie passioni, i miei desideri profondi?".

Esplorare la propria storia personale può anche essere illuminante. Rivivi i momenti salienti della tua vita, riflettendo su come hanno contribuito a plasmare la persona che sei oggi. Accetta i tuoi successi ei tuoi fallimenti come parte integrante della tua storia, senza giudizio.

La consapevolezza di sé non è statica; è un processo continuo di scoperta. Mantieni una mentalità aperta e sii disposto a imparare da te stesso.

L'autoconsapevolezza non solo ti aiuta a capire chi sei, ma ti fornisce anche una base solida per prendere decisioni consapevoli che allineano la tua vita con i tuoi valori più profondi.

Identificare i propri valori

I valori sono le fondamenta su cui costruiamo la nostra vita. Identificare i tuoi valori fondamentali è essenziale per vivere in armonia con te stesso. I valori possono riguardare la famiglia, la creatività, l'integrità, la libertà, l'amore, la conoscenza, solo per citarne alcuni.

Per scoprire i tuoi valori, rifletti su ciò che è veramente importante per te. Quali attività ti entusiasmano? Cosa ti fa sentire più appagato? Considera i momenti in cui ti senti più autentico e soddisfatto, e chiediti quali valori sono coinvolti in quei momenti.

Una volta identifica i tuoi valori, assicurati che le tue azioni quotidiane riflettono questi principi. Questa coerenza tra valori e comportamento è fondamentale per creare un senso di integrità e autenticità. Vivere in armonia con i tuoi valori ti aiuterà a prendere decisioni più consapevoli ea costruire una vita che risuona con il vero te.

Accettare e Abbracciare le Emozioni

Le emozioni sono la ricchezza della vita umana. Accettare e abbracciare le tue emozioni, sia positive che negative, è fondamentale per trovare la felicità. Spesso, cerchiamo di evitare o reprimere emozioni scomode, ma questo può portare tensione emotiva e fisica.

Pratica la consapevolezza emotiva. Osserva le tue emozioni senza giudizio. Chiediti: "Cosa sto provando in questo momento? Perché sto provando questa emozione?". L'accettazione delle emozioni non significa necessariamente approvarle, ma piuttosto riconoscerle come parte del tuo essere.

Impara a gestire le emozioni in modo sano. Trova modi costruttivi per esprimere le tue emozioni, che sia attraverso l'arte, la scrittura, la conversazione o l'attività fisica. Comprendi che le emozioni sono fluttuanti e temporanee; non essere chi sei.

Accettare e abbracciare le tue emozioni ti rendono più resiliente e aperto alla gioia. La consapevolezza emotiva è una chiave per sviluppare relazioni più profonde con gli altri e per connetterti con il mondo che ti circonda in modo più significativo.

Abbiamo, così, esplorato l'importanza dell'autoconsapevolezza, dell'identificazione dei valori personali e dell'accettazione delle emozioni come fondamenta per il tuo viaggio verso la felicità. Continua a praticare la riflessione interiore, perché più comprendi te stesso, più sarai in grado di creare una vita autentica e soddisfacente.

Liberarsi dalle Catene del Passato

Il passato può essere un bagaglio pesante che trasciniamo con noi, influenzando il nostro presente e limitando il nostro futuro. Tuttavia, liberarsi delle catene del passato è essenziale per trovare la felicità.
Vediamo le diverse dimensioni di questo processo di liberazione, concentrandoci su elementi chiave come il perdono, il lasciare andare il rancore e la pratica della consapevolezza nel presente.

Perdonare Se Stessi

Spesso, siamo i nostri giudici più severi. Errori, scelte sbagliate, momenti di debolezza - tutto questo può accumularsi in un peso emotivo che ci impedisce di muoverci avanti. Il perdono di sé stessi è un atto di gentilezza che apre la porta alla guarigione interiore.

Inizia riflettendo su situazioni passate che ti causano dolore. Accetta che sei umano e che gli errori fanno parte della condizione umana. Riconoscere le tue azioni passate senza giudizio è il primo passo verso il perdono di sé stessi. Chiediti: cosa hai fatto diversamente alla luce della tua esperienza attuale? Questa consapevolezza può portare a una comprensione più profonda di te stesso e alla compassione.

Il perdono di sé stessi richiede tempo. Pratica l'autocompassione quotidiana. Sii gentile con te stesso come lo saresti con un amico che ha commesso un errore. Riconosci i tuoi sforzi nel cercare di fare meglio e imparare dagli errori.

Lasciar Andare il Rancore

Il rancore è come una catena invisibile che ci tiene legati al passato. Può provenire da tradimenti, ingiustizie o esperienze dolorose. Lasciare andare il rancore non significa giustificare il comportamento degli altri, ma liberare te stesso dal peso emotivo che porta con sé.

Inizia identificando le situazioni o le persone che hanno scatenato il tuo rancore. Scrivi una lettera non inviata, esprimendo apertamente i tuoi sentimenti. Questo atto di scrittura può essere liberatorio e ti aiuta a esplorare le emozioni nascoste. Poi, prenditi il tempo per riflettere sulle conseguenze del rancore sulla tua vita presente.

Il perdono è un atto di autogratificazione. Decidi consapevolmente di perdonare, non per gli altri, ma per te stesso. Ciò non significa dimenticare o giustificare, ma scegliere di non permettere più al passato di definire il tuo presente. Pratica la gratitudine per le lezioni apprese da queste esperienze.

Vivere nel Presente

La pratica della consapevolezza è un potente antidoto al peso del passato. Vivere nel presente significa essere consapevoli delle nostre esperienze senza essere giudicanti. È un'arte che richiede pratica costante.

Inizia con la consapevolezza del respiro. Trova un luogo tranquillo, chiudi gli occhi e concentra la tua attenzione sul respiro. Osserva il flusso e il riflusso dell'aria, lasciando andare pensieri distrattivi. Questo esercizio ti aiuterà a sviluppare una consapevolezza del momento presente.

Pratica la consapevolezza nelle attività quotidiane come mangiare, camminare o lavarti i denti. Trova gioia nelle piccole azioni quotidiane. Rallenta e apprezza il viaggio, invece di focalizzarti solo sulla meta.

La consapevolezza apre la porta a una connessione più profonda con te stesso e con gli altri. Libera il tuo spirito dalle preoccupazioni del passato e dalle ansie del futuro, permettendoti di sperimentare la pienezza del momento presente.

In conclusione, liberarsi delle catene del passato è un atto di coraggio e auto-amore. Il perdono, il lasciare andare il rancore e la consapevolezza nel presente sono strumenti potenti per sganciarti dalle catene invisibili che potrebbero trattenerti. Prenditi il tempo per esplorare questi concetti nella tua vita quotidiana e scopri come il presente può essere il terreno fertile per la tua felicità futura.

Coltivare Relazioni Positive

Le relazioni interpersonali sono fondamentali per il nostro benessere emotivo. Coltivare legami positivi e autentici può essere la chiave per trovare la felicità nella nostra vita quotidiana. Analizzeremo le diverse dimensioni delle relazioni umane, analizzando come costruire e mantenere connessioni significative, comunicare in modo empatico e gestire i conflitti in modo costruttivo.

Costruire Legami Autentici

Le relazioni autentiche sono come giardini che richiedono cura e attenzione costante. Per costruire legami autentici, è essenziale iniziare con la sincerità verso sé stessi e gli altri. La vulnerabilità diventa una forza, consentendo una connessione più profonda. Spesso, ciò implica essere onesti riguardo ai nostri sentimenti, desideri e pace.

La fiducia è il fondamento di qualsiasi relazione autentica. Affinché gli altri ci aprano i loro cuori, dobbiamo dimostrare coerenza tra ciò che diciamo e ciò che facciamo. Essere presenti nel momento e ascoltare attivamente contribuendo a creare una base solida per la fiducia reciproca.

Esplorare interessi comuni e condividere esperienze può consolidare ulteriormente i legami. La condivisione di passioni e hobby favorisce un senso di appartenenza e offre opportunità per creare ricordi condivisi. La diversità nei rapporti è inevitabile, ma l'accettazione delle differenze è ciò che rende una relazione autentica e arricchente.

La Comunicazione Empatica

La comunicazione empatica è un elemento cruciale per mantenere relazioni sane. Significa non solo esprimere i nostri sentimenti e pensieri, ma anche ascoltare veramente gli altri. La pratica della comunicazione empatica implica l'uso di domande aperte, la riflessione e la convalida delle emozioni altrui.

La comprensione profonda delle emozioni e delle prospettive degli altri promuove l'empatia reciproca. Mettersi nei panni dell'altro crea connessioni più forti e favorisce un ambiente in cui le persone si sentono viste e comprese. Evitare giudizi precipitosi ed essere consapevoli del linguaggio del corpo durante le conversazioni contribuisce ulteriormente a una comunicazione empatica.

La pratica dell'ascolto attivo è un elemento centrale della comunicazione empatica. Implica non solo sentire le parole, ma anche comprendere il significato sottostante e rispondere in modo appropriato. L'ascolto attivo richiede pazienza e concentrazione, ma i benefici nella costruzione di relazioni profonde e significative sono incommensurabili.

Gestire i Conflitti in Modo Costruttivo

I conflitti sono inevitabili in qualsiasi relazione, ma la loro gestione può fare la differenza tra la rottura e la crescita. Affrontare i conflitti con maturità ed empatia può rafforzare la connessione tra le persone coinvolte.

La consapevolezza delle emozioni durante un conflitto è il primo passo per la gestione costruttiva. Riconoscere i propri sentimenti e comprenderne le radici è essenziale per comunicare in modo efficace con gli altri. Lo stesso vale per l'accettazione delle emozioni altruistiche senza giudizio.

La comunicazione aperta è cruciale per risolvere i conflitti. Esprimere i propri sentimenti in modo assertivo, evitando l'aggressività o la passività, può facilitare una comprensione reciproca. L'uso di "io" anziché "tu" durante le discussioni nei forum per evitare il senso di accusa.

La ricerca di soluzioni comuni è l'obiettivo finale nella gestione dei conflitti. Invece di concentrarsi sulla colpa, l'attenzione dovrebbe essere rivolta alla risoluzione del problema. Lavorare insieme per trovare compromessi e soluzioni creative può rafforzare la fiducia e la connessione nella relazione.

La coltivazione di legami positivi è un investimento nella nostra felicità e nella felicità degli altri, creando una rete di supporto che arricchisce le nostre vite.

Bilanciare Ambizioni e Soddisfazione

L'arte di conciliare aspirazioni elevate con una gratificazione immediata richiede una comprensione profonda di sé stessi, obiettivi realistici e la capacità di celebrare i successi lungo il percorso.

La ricerca della felicità spesso inizia con la chiara definizione degli obiettivi. Ma quanto sono realistici questi obiettivi? Nella frenesia della vita moderna, con la sua costante spinta verso il successo e il raggiungimento di traguardi sempre più ambiziosi, è fondamentale fermarsi e riflettere sulla reale fattibilità dei nostri obiettivi.

Autovalutazione delle Ambizioni

Una corretta autovalutazione delle nostre ambizioni è il punto di partenza. Cosa ci motiva? Quali sono le nostre passioni ei nostri valori? Questi obiettivi rispecchiano chi siamo davvero o sono influenzati dalle aspettative degli altri o dalla società? Rispondere a queste domande può aiutare a stabilire obiettivi che siano autenticamente significativi e in linea con la nostra essenza.

L'Importanza del Passo Dopo Passo

La realizzazione di grandi obiettivi spesso richiede un percorso graduale. Soggiornare in un contesto di realtà significa riconoscere che ogni passo in avanti, anche se piccolo, è un progresso significativo. Questo approccio graduale non solo riduce lo stress associato al raggiungimento degli obiettivi, ma permette anche di assaporare le vittorie lungo il cammino.

Adattabilità e Flessibilità

Il percorso verso il successo non è sempre lineare. La vita è piena di imprevisti e cambiamenti, e l'essere in grado di adattarsi e modificare i nostri obiettivi in base alle circostanze è una componente chiave del mantenimento dell'equilibrio tra ambizioni e soddisfazione. L'importanza di essere flessibili nel ridefinire i traguardi a seconda delle sfide incontrate durante il cammino è un concetto fondamentale.

Raggiungere il successo con integrità

Il successo, inteso come raggiungimento degli obiettivi prefissati, è un elemento essenziale nel percorso verso la felicità.

Tuttavia, la via per il successo è altrettanto importante quanto il risultato finale. In questo contesto, la parola chiave è "integrità". L'integrità personale riguarda la coerenza tra le nostre azioni, valori e principi. Il raggiungimento del successo con integrità significa sostenere i nostri obiettivi senza compromettere i nostri valori fondamentali. Quando ciò avviene, il senso di realizzazione è più profondo e duraturo.

Etica nel Successo

Il successo non dovrebbe mai essere ottenuto a spese degli altri. Un approccio etico nel sostenere i nostri obiettivi contribuisce a costruire relazioni positive e durature. L'etica nel successo non solo migliora la nostra reputazione, ma anche la nostra autostima e soddisfazione personale.

Il Fallimento Come Insegnamento

Raggiungere il successo con integrità non implica l'assenza di fallimenti. Al contrario, il fallimento può essere un insegnamento prezioso. Affrontare le sfide con onestà e imparare dalle sconfitte contribuisce a sviluppare la nostra resilienza e a rafforzare la nostra determinazione.

Celebrare i Successi

La soddisfazione nella vita è spesso legata alla capacità di riconoscere e celebrare i successi, grandi e piccoli. Adesso andremo ad esplorare l'importanza di festeggiare le vittorie lungo il percorso e il modo in cui questa pratica contribuisce al nostro benessere generale.

La Celebrazione Come Atto di Gratitudine

Celebrare i successi non è solo un atto di autoriconoscimento, ma anche un'espressione di gratitudine. Rendere omaggio ai progressi fatti e alle sfide superate ci aiuta a coltivare un atteggiamento grato verso la vita, contribuendo così alla nostra felicità.

Creare Rituali di Celebrazione

Incorporare rituali di celebrazione nella nostra vita quotidiana può diventare una pratica potente. Questi rituali non devono necessariamente essere grandiosi; possono essere piccoli gesti che sottolineano il nostro successo e ci ricordano di apprezzare il viaggio.

Condividere le Vittorie con gli Altri

La condivisione delle nostre vittorie con gli altri non solo diffonde gioia, ma rafforza anche il senso di connessione e appartenenza. La felicità condivisa è una felicità raddoppiata, e coinvolgere gli altri nei nostri successi arricchisce le nostre esperienze.

Vivere uno Stile di Vita Salutare

Vivere una vita felice è strettamente legato al benessere fisico e mentale. Esploreremo, adesso, le molteplici dimensioni dello stile di vita salutare, analizzando come l'alimentazione, l'attività fisica e il sonno lasciano la nostra felicità complessiva.

Alimentazione Equilibrata

L'alimentazione è un elemento chiave per mantenere uno stato di salute ottimale. Una dieta equilibrata non solo fornisce al nostro corpo i nutrienti essenziali, ma può anche avere un impatto significativo sul nostro stato d'animo e sulla nostra energia. Esploriamo le fondamenta di una dieta sana, sottolineando l'importanza di consumare una varietà di alimenti che soddisfino le esigenze nutrizionali individuali. Discutiamo in dettaglio gli effetti degli zuccheri, dei grassi e delle proteine sulla nostra salute emotiva, offrendo consigli pratici su come incorporare scelte alimentari più intelligenti nella vita di tutti i giorni.

Esaminiamo anche il legame tra la nostra alimentazione e la salute mentale, esplorando come certi nutrienti possano scambiare la produzione di neurotrasmettitori chiave responsabile del nostro umore. Approfondiamo argomenti come la dieta mediterranea e la sua connessione con la riduzione dello stress e il miglioramento del benessere psicologico.

Attività Fisica e Benessere

L'attività fisica è un componente essenziale di uno stile di vita salutare e felice. Esaminiamo i numerosi benefici dell'esercizio fisico, non solo per la nostra salute fisica ma anche per la nostra salute mentale. Attraverso ricerche scientifiche e testimonianze di esperienze personali, illustreremo come l'attività fisica possa ridurre lo stress, migliorare l'umore e aumentare la nostra energia complessiva.

Approfondiamo vari tipi di attività fisica, dalla camminata quotidiana agli allenamenti ad alta intensità, cercando di adattare le raccomandazioni alle esigenze individuali e agli stili di vita. Esploriamo anche l'importanza di trovare un'attività fisica che si adatti alle preferenze personali, rendendo l'esercizio non solo benefico ma anche divertente.

Importanza del Sonno

Il sonno è spesso trascurato in un mondo sempre più frenetico, ma la sua importanza nel promuovere la felicità e la salute è innegabile. Analizziamo gli effetti del sonno sulla nostra cognizione, sulla nostra salute emotiva e sul nostro benessere generale. Esploriamo le diverse fasi del sonno e il ruolo chiave che si svolgono nel ripristino del corpo e della mente.

Discutiamo delle sfide comuni legate al sonno, come l'insonnia e il sonno disturbato, fornendo strategie pratiche per migliorare la qualità del sonno. Esaminiamo anche l'impatto dei dispositivi elettronici sul sonno e offriamo suggerimenti su come creare una routine serale rilassante che favorisce un riposo rigenerante.

La Pratica della Mindfulness

La Mindfulness, o consapevolezza, è una pratica antica che trova le sue radici nelle tradizioni orientali, in particolare nel Buddhismo. Negli ultimi decenni, la Mindfulness è diventata sempre più popolare nel mondo occidentale come un potente strumento per gestire lo stress, migliorare la salute mentale e promuovere il benessere generale.
Esploreremo approfonditamente la pratica della Mindfulness e come potremo contribuire al nostro viaggio verso la felicità.

Meditazione e Respirazione Consapevole

La pratica fondamentale della Mindfulness è la meditazione, un esercizio che coinvolge il concentrarsi consapevolmente su un oggetto, un pensiero o, più comunemente, sulla propria respirazione. La meditazione non è un tentativo di svuotare la mente dei pensieri, ma piuttosto di osservarli senza giudizio, permettendo loro di passare come nuvole nel cielo della coscienza.

La respirazione consapevole è un punto centrale in molte tradizioni di meditazione Mindfulness. Sedersi in silenzio, concentrarsi sul respiro e diventare consapevoli dei movimenti naturali dell'aria che entra ed esce dal corpo può essere un modo potente per calmarci, ridurre lo stress e sviluppare la consapevolezza del momento presente.

Nel corso della giornata, spesso ci troviamo immersi nei nostri pensieri, preoccupati per il futuro o rimuginando sul passato. La meditazione Mindfulness ci insegna a riportare la nostra attenzione al momento attuale, ad apprezzare il qui e ora senza essere preoccupati da ciò che è successo ieri o che potrebbe accadere domani.

Vivere nel Momento Presente

Vivere nel momento presente è un concetto fondamentale della Mindfulness. Spesso la nostra mente è divisa tra il rimpianto per gli errori del passato e l'ansia per il futuro, trascurando il prezioso istante presente. La Mindfulness ci insegna a rompere questo ciclo, ad essere pienamente presenti nelle nostre azioni, nei nostri pensieri e nelle nostre interazioni.

Durante una passeggiata, ad esempio, anziché essere immersi nei nostri pensieri o nelle preoccupazioni quotidiane, possiamo praticare la consapevolezza.

Sentire i nostri passi, osservare la bellezza che ci circonda, percepire il vento sul viso - tutto questo ci aiuta a connetterci con il presente e a sperimentare la vita in modo più ricco.

La Mindfulness ci insegna a rallentare, a goderci il momento ea essere presenti nelle nostre azioni quotidiane. Può essere difficile all'inizio, dato che siamo spesso abituati a vivere in modalità automatica, ma con la pratica costante, la consapevolezza diventa sempre più integrata nella nostra vita quotidiana.

Riduzione dello stress attraverso la Mindfulness

Lo stress è una parte inevitabile della vita moderna, ma la Mindfulness ci offre uno strumento efficace per gestirlo in modo sano. Attraverso la consapevolezza del respiro e la focalizzazione sul momento presente, possiamo ridurre l'attivazione della risposta allo stress nel nostro corpo.

La Mindfulness ci insegna a osservare lo stress senza reagire impulsivamente. Quando diventiamo consapevoli delle sensazioni fisiche associate allo stress, possiamo imparare a rispondere in modo più calmo e riflessivo. Questa consapevolezza ci dà la capacità di scegliere come reagire alle sfide della vita anziché lasciarci sopraffare da esse.

La riduzione dello stress attraverso la Mindfulness è supportata da numerosi studi scientifici che hanno dimostrato i benefici della pratica sulla salute mentale e fisica. Alcuni programmi di riduzione dello stress basati sulla Mindfulness sono stati implementati in contesti clinici, scolastici e aziendali, dimostrando la sua efficacia nell'aumentare il benessere complessivo.

In conclusione, la pratica della Mindfulness è un potente strumento nel nostro viaggio verso la felicità. Attraverso la meditazione, la consapevolezza della respirazione e la vivacità del momento presente, possiamo sviluppare una connessione più profonda con noi stessi e con il mondo che ci circonda. La Mindfulness non è solo una pratica, ma un modo di vivere che può trasformare profondamente la nostra esperienza quotidiana, portando più gioia e consapevolezza nella nostra vita.

Superare gli Ostacoli con Ottimismo

Il cammino verso la felicità non è mai privo di ostacoli. La vita è intrinsecamente complessa e piena di sfide che ci mettono alla prova, testando la nostra resilienza e la nostra capacità di affrontare l'inesorabile flusso degli eventi. Esploreremo il significato dell'ottimismo e come potremo diventare uno strumento potente per superare gli ostacoli, trasformando le sfide in opportunità di crescita e apprendimento.

Affrontare le Sfide con Resilienza

La resilienza è la capacità di adattarsi e riprendersi dalle avversità. Nel corso della vita, ci troviamo di fronte a situazioni che ci mettono alla prova, che sono perdite personali, fallimenti professionali o cambiamenti imprevisti. La resilienza non è solo la capacità di superare tali sfide, ma anche di imparare da esse e uscirne più forti.

Iniziamo esplorando le caratteristiche della resilienza e come possiamo svilupparla nella nostra vita quotidiana. La ricerca ha dimostrato che la resilienza è un'abilità che può essere coltivata attraverso pratiche specifiche, come la riflessione positiva, lo sviluppo di reti di supporto sociale e la gestione efficace dello stress.

La riflessione positiva implica la capacità di trovare significato e apprendimento anche nelle situazioni più difficili. Quando affrontiamo un ostacolo, anziché concentrarci solo sul lato negativo, possiamo chiederci quali lezioni possiamo imparare e come possiamo crescere attraverso questa esperienza.

La costruzione di reti di supporto sociale è un altro elemento chiave della resilienza. Avere persone fidate con cui condividere le proprie preoccupazioni e esperienze può fornire un sostegno emotivo cruciale durante i momenti difficili. Imparare a chiedere aiuto e ad aprire il cuore agli altri è un passo fondamentale verso la costruzione di una rete di supporto solida.

La gestione dello stress è un terzo aspetto cruciale per sviluppare la resilienza. La pratica della consapevolezza, la consapevolezza del respiro e altre tecniche di rilassamento possono aiutare a mantenere la calma in situazioni stressanti. Imparare a vedere le sfide come opportunità di crescita anziché come minacce può trasformare radicalmente il modo in cui affrontiamo gli ostacoli.

Trasformare gli Ostacoli in Opportunità

Un elemento chiave dell'ottimismo è la capacità di vedere le sfide come opportunità di crescita anziché come impedimenti insormontabili. Questa prospettiva non nega la difficoltà delle situazioni, ma piuttosto cerca di ottenere il massimo valore da esse.

Esploriamo come possiamo sviluppare questa prospettiva ottimistica nella nostra vita quotidiana. Uno degli approcci principali è coltivare una mentalità di apprendimento continuo. Ogni sfida può insegnarci qualcosa di nuovo su noi stessi, sugli altri o sul mondo che ci circonda. Accogliere questa idea può trasformare la nostra esperienza delle difficoltà, spingendoci a cercare attivamente le lezioni che possiamo imparare.

Inoltre, esploriamo il concetto di flessibilità cognitiva, che implica la capacità di adattare il nostro modo di pensare alle circostanze mutevoli. Spesso, siamo bloccati in schemi mentali rigidi che ci impediscono di trovare soluzioni creative ai problemi. La flessibilità cognitiva ci consente di esplorare diverse prospettive e approcci, aprendo la porta a soluzioni inaspettate.

L'Importanza dell'Ottimismo Realistico

L'ottimismo non implica ignorare la realtà o trascurare i problemi reali. È essenziale coltivare un'ottica realistica che riconosce le sfide ma focalizzate anche sulle possibilità di superarle. Questo approccio, noto come ottimismo realistico, ci aiuta a mantenere una visione positiva senza cadere nell'illusione irrealistica.

Esaminiamo strategie pratiche per sviluppare l'ottimismo realistico, inclusa la pratica della gratitudine, la visualizzazione positiva e la modifica del linguaggio interno. La gratitudine ci aiuta a concentrarci su ciò che abbiamo anziché su ciò che manca, mentre la visualizzazione positiva ci incoraggia a immaginare un futuro migliore, ispirandoci a intraprendere azioni concrete per realizzarlo.

Modificare il nostro linguaggio interno è un aspetto spesso trascurato dell'ottimismo realistico. Le parole che usiamo per descrivere le sfide possono influenzare notevolmente il nostro modo di affrontarle. Esploriamo come possiamo trasformare il nostro dialogo interno in uno che ci sostenga anziché sabotarci, alimentando la nostra fiducia nella nostra capacità di superare gli ostacoli.

La resilienza e l'ottimismo sono abilità che possono essere coltivate con impegno e pratica costante. Superare gli ostacoli con ottimismo non significa negare la realtà delle sfide, ma piuttosto affrontarle con una mentalità aperta, pronti ad imparare, crescere e scoprire il potenziale nascosto in ogni difficoltà.

Creare una Routine di Felicità

Creare una Routine di Felicità

La felicità spesso non è qualcosa che possiamo trovare; è qualcosa che possiamo coltivare attraverso le nostre azioni quotidiane e le abitudini che incorporiamo nella nostra vita. Esploreremo come creare una routine di felicità, un insieme di pratiche quotidiane che possono contribuire a un benessere duraturo. Da piccoli rituali mattutini a abitudini serali rilassanti, vedremo come ogni passo può fare la differenza nel plasmare la nostra prospettiva e nell'aumentare il nostro livello di soddisfazione.

Rituali Mattutini e Serali

Inizia la tua giornata con intenzione e positività. I primi momenti al risveglio possono impostare il tono per il resto della giornata. Creare un rituale mattutino può essere un modo potente per iniziare con energia positiva.

La Magia della Gratitudine Mattutina:

Dedica i primi cinque minuti del tuo risveglio a riflettere su ciò per cui sei grato. Può essere qualcosa di grande come la tua famiglia o qualcosa di piccolo come il profumo del caffè appena fatto. La gratitudine ha dimostrato di migliorare l'umore e promuovere una prospettiva positiva.

Esercizio Fisico Leggero:

Anche se hai solo dieci minuti, dedica a qualche forma di attività fisica leggera. Può essere uno stretching delicato, una breve passeggiata o una rapida sessione di yoga. L'esercizio rilascia endorfine, che non sono come gli ormoni della felicità.

Momento di Calma e Riflessione:

Pratica la meditazione o la consapevolezza per alcuni minuti. Inizia la giornata con calma e consapevolezza, creando uno spazio mentale positivo per affrontare le sfide.

Passando ai rituali serali, il modo in cui terminiamo la giornata può influenzare il nostro sonno e il nostro stato d'animo per il giorno successivo.

Consigli Serali:

Evita l'uso degli schermi almeno un'ora prima di andare a dormire. La luce blu emessa dai dispositivi elettronici può interferire con la produzione di melatonina, l'ormone del sonno.

Gratitudine Sera:

Rifletti su tre cose positive accadute durante la giornata. Questo esercizio può aiutarti a focalizzarti su aspetti positivi anziché stressanti, favorendo una migliore qualità del sonno.

Routine del Sonno:

Crea una routine serale coerente per preparare il tuo corpo e la tua mente al riposo. Questo può includere attività rilassanti come la lettura di un libro, l'ascolto di musica tranquilla o il prendersi del tempo per la meditazione.

Creare un Ambiente Positivo

L'ambiente che ci circonda può avere un impatto significativo sul nostro stato d'animo e sulla nostra felicità. Creare uno spazio positivo a casa e sul luogo di lavoro può fare la differenza

Organizzazione:

Liberati delle cose superflue e organizza il tuo spazio. Uno spazio pulito e ordinato può influenzare positivamente il tuo stato d'animo e la tua produttività.

Aggiungi Elementi Positivi:

Introdurre elementi che ti ispirano e ti fanno sorridere. Può essere una foto di un momento felice, una pianta o anche colori vivaci. La ricerca mostra che i colori possono avere un impatto sul nostro umore.

Musica motivante:

Crea playlist con musica che ti metta di buon umore. La musica ha il potere di influenzare le nostre emozioni e può essere un modo efficace per cambiare il tuo stato d'animo.

Ridere e Divertirsi Ogni Giorno

Il vecchio detto "La risata è il miglior rimedio" non potrebbe essere più vero. Integrare il divertimento nella tua giornata può essere un componente fondamentale per creare una routine di felicità

Trova il Tempo per il Divertimento:

Pianifica momenti di svago nella tua giornata. Potrebbe essere una pausa caffè con un amico, una passeggiata nel parco o anche un breve video comico online. Trovare il tempo per ridere può ridurre lo stress e aumentare il tuo umore.

Coltiva Interessi e Hobby:

Dedica tempo alle attività che ti appassionano. Che si tratti di leggere, dipingere, suonare uno strumento o praticare uno sport, coltivare i tuoi interessi può portare gioia e soddisfazione nella tua vita quotidiana.

Collegati con Gli Altri:

Le interazioni sociali positive possono essere incredibilmente gratificanti. Passa il tempo con amici e familiari che ti fanno ridere e che condividono interessi simili. La connessione umana è un elemento cruciale per la felicità.

Creare una routine di felicità non è solo un compito da aggiungere alla tua lista, ma piuttosto un modo di vivere che può portare cambiamenti significativi nella tua prospettiva e benessere generale.
Incorpora gradualmente questi piccoli rituali nella tua vita quotidiana, adatta la routine alle tue esigenze e sii paziente con te stesso durante questo processo di trasformazione. Ricorda, la felicità è una pratica quotidiana, non un obiettivo finale.

La Felicità nel Contribuire agli Altri

Generosità e Volontariato

La generosità è una delle chiavi della felicità duratura. Quando ci dedichiamo agli altri, contribuiamo non solo alla loro gioia ma anche alla nostra. Essere generosi va oltre il dare materialmente; si tratta di condividere il nostro tempo, le nostre competenze e il nostro amore. Il volontariato è un modo potente per coltivare la generosità. Quando ci impegniamo in attività volontarie, sperimentiamo un senso di scopo e realizzazione che arricchisce la nostra vita.

L'esperienza del volontariato può assumere forme diverse: dal lavorare in una mensa per i senza tetto, insegnare a bambini bisognosi, partecipare a progetti di conservazione ambientale o fornire supporto emotivo a chi ne ha bisogno. La chiave è trovare un'opportunità che rispecchi i nostri interessi e le nostre passioni, creando un legame profondo tra il dare e il ricevere.

Esploriamo il concetto di generosità e volontariato attraverso storie di persone che hanno trasformato le vite degli altri e, nel processo, hanno scoperto un senso più profondo di contentezza.

Storia di Andrea: L'insegnante che ha Trasformato Vite

Andrea, un insegnante di una scuola elementare in una comunità svantaggiata, ha scoperto la gioia nel contribuire alla crescita dei suoi studenti. Molti di loro provenivano da contesti difficili e lottavano con sfide personali. Determinato a fare la differenza, Andrea ha dedicato tempo extra dopo la scuola per fornire sostegno individuale agli studenti che ne avevano bisogno.

Col passare del tempo, si sono notati miglioramenti significativi nelle loro prestazioni scolastiche e, ancor più importante, nella loro autostima. Andrea ha realizzato che il suo ruolo non si limitava all'insegnamento di materie accademiche; stava plasmando il futuro di questi giovani individui. La soddisfazione che provava vedendo il successo dei suoi studenti era un regalo inestimabile che ha illuminato la sua vita quotidiana.

Costruire Relazioni Altruistiche

Le relazioni altruistiche sono fondamentali per la felicità a lungo termine. Quando ci concentriamo sul benessere degli altri, creiamo connessioni significative che arricchiscono la nostra vita emotiva e sociale. L'altruismo può manifestarsi in piccoli gesti di gentilezza quotidiana o in azioni più significative che hanno un impatto duraturo sulla vita degli altri.

Esploriamo il potere delle relazioni altruistiche attraverso storie di persone che hanno costruito legami profondi attraverso la compassione e l'attenzione agli altri.

Storia di Elena: La Guida Compassionevole

Elena, una donna di mezza età con una carriera di successo, ha scoperto il potere delle relazioni altruistiche quando ha iniziato a essere una guida per giovani professionisti nella sua azienda. Riconoscendo le sfide che i nuovi dipendenti affrontavano nel mondo del lavoro, Elena ha deciso di condividere la sua esperienza e offrire supporto.

Organizzava sessioni di mentoring, durante le quali condivideva consigli pratici e forniva un ascolto attento alle preoccupazioni dei suoi colleghi più giovani. Nel tempo, ha creato un ambiente in cui la condivisione e l'apprendimento reciproco erano incoraggiati. Elena ha scoperto che il suo ruolo di guida non solo beneficiava i suoi colleghi, ma anche arricchiva la sua vita con significato e connessioni autentiche.

Il Potere della Gentilezza

La gentilezza è un atto di amore verso gli altri e verso sé stessi. Quando siamo gentili, creiamo un ambiente positivo intorno a noi e contribuiamo a rompere il ciclo negativo di egoismo e insensibilità. La gentilezza può manifestarsi in modi semplici, come un sorriso, una parola gentile o un gesto di sostegno in momenti di difficoltà.

Esploriamo il potere della gentilezza attraverso storie di persone che hanno fatto del bene senza aspettarsi nulla in cambio, dimostrando come anche le azioni più piccole possono avere un impatto significativo sul mondo.

Storia di Luca: Il Circolo Virtuoso della Gentilezza

Luca, un uomo d'affari impegnato, ha iniziato a praticare atti di gentilezza casuale ogni giorno. Poteva essere pagato il caffè al cliente successivo in fila o lasciare un biglietto di ringraziamento al collega che aveva svolto un buon lavoro. Inizialmente, questi gesti sembravano insignificanti, ma Luca ha notato che stavano creando un effetto a catena positiva.

Le persone a cui faceva gentilezze casuali erano ispirate a fare lo stesso per gli altri, creando un circolo virtuoso di gentilezza che si espandeva a macchia d'olio. Luca ha imparato che la gentilezza non solo porta gioia agli altri, ma genera anche un senso di soddisfazione personale che va al di là di qualsiasi realizzazione professionale.

Abbiamo esplorato il potere trasformativo della generosità, del volontariato, delle relazioni altruistiche e della gentilezza. Ogni storia raccontata dimostra che contribuisce al benessere degli altri non solo arricchisce le loro vite, ma porta anche una gioia profonda e significato a coloro che sono disposti a donare il loro tempo, la loro energia e il loro amore. La felicità, in ultima analisi, è intrecciata con la nostra capacità di connetterci e contribuire al mondo che ci circonda.

Verso una Felicità Duratura

Ripercorrendo il Viaggio

Il percorso verso la felicità è stato un viaggio di autoesplorazione e crescita personale. Durante questo viaggio, hai esplorato le profondità della tua anima, identificato i tuoi valori fondamentali e imparato a gestire le emozioni. Hai superato le catene del passato, perdonato te stesso e gli altri, imparando a vivere nel presente con gratitudine.

Rifletti sulle relazioni che hai costruito, imparando a comunicare in modo empatico e gestendo i conflitti in modo costruttivo. Hai abbracciato la gratitudine come uno strumento potente per trasformare la tua prospettiva, imparando a essere grato per le piccole cose e anche per le sfide che ti hanno fatto crescere.

Hai bilanciato le tue ambizioni con la soddisfazione, imparando a definire obiettivi realistici e celebrare i successi. Hai adottato uno stile di vita sano, comprendendo l'importanza di un'alimentazione equilibrata, dell'attività fisica e di un riposo adeguato.

La pratica della consapevolezza ha arricchito la tua vita, aiutandoti a vivere nel momento presente, a meditare ea gestire lo stress in modo consapevole. Hai imparato a superare gli ostacoli con ottimismo, affrontando le sfide con resilienza e trasformando gli ostacoli in opportunità.

Hai creato una routine di felicità, incorporando rituali mattutini e serali, creando un ambiente positivo e ridendo ogni giorno. Infine, hai scoperto la gioia nel contribuire agli altri, abbracciando la generosità, il volontariato e la gentilezza come parte integrante della tua vita.

Implementare le Lezioni nella Vita Quotidiana

La conclusione di questo viaggio non segna la fine, ma piuttosto l'inizio di una nuova fase nella tua vita. Ora è il momento di implementare le lezioni apprese nella tua vita quotidiana. Tieni presente che la felicità è un processo continuo che richiede impegno costante.

Consolidare le Pratiche di Autoconsapevolezza: Continua a esplorare te stesso, rimanendo consapevole delle tue emozioni, pensieri e comportamenti. L'autoconsapevolezza è la chiave per mantenere un equilibrio emotivo e prendere decisioni consapevoli.

Coltivare Relazioni Significative: Nutri le relazioni che hai costruito durante il viaggio. Comunica apertamente, ascolta con empatia e coltiva legami autentici. Le relazioni positive sono fondamentali per sostenere la tua felicità a lungo termine.

Praticare la Gratitudine Quotidianamente: Mantieni la pratica della gratitudine come parte integrante della tua routine. Anche nei momenti difficili, cerca di trovare qualcosa per cui essere grato. La gratitudine trasforma la tua prospettiva e alimenta la tua felicità interiore.

Ambizioni e Soddisfazione: Continua a definire obiettivi realistici e celebrare i successi, ma ricorda sempre di godersi il processo. La felicità non è solo il risultato finale; è anche il modo in cui vivi ogni singolo momento.

mantenere uno Stile di Vita Salutare: Proseguire con uno stile di vita sano, prestando attenzione all'alimentazione, all'attività fisica e al sonno. Il benessere fisico è strettamente legato al benessere emotivo.

Approfondire la Pratica della Mindfulness: La mindfulness è una pratica in continua evoluzione. Sperimenta con diverse tecniche di meditazione, respirazione respiratoria e momenti di presenza. La consapevolezza ti aiuterà a mantenere la calma e la chiarezza mentale anche nelle situazioni stressanti.

Affrontare le Sfide con Resilienza: Le sfide sono inevitabili, ma la tua capacità di affrontarle con resilienza determinerà il tuo successo nel mantenere la felicità. Guarda le sfide come opportunità di crescita e impara da ogni esperienza.

mantenere la Routine di Felicità: Non abbandonare i rituali che hai creato per te stesso. Continua a incorporare momenti di gioia, risate e gratitudine nella tua giornata. Questi piccoli atti contribuiranno in modo significativo al tuo benessere complessivo.

Continuare a Contribuire Agli Altri: La generosità e la gentilezza non dovrebbero mai essere abbandonate. Trova modi significativi per contribuire agli altri, rendendo il mondo intorno a te un luogo migliore.

Continuare il Cammino Verso una Felicità Duratura

La felicità è un viaggio, non una destinazione. La chiave per mantenere una felicità duratura è l'impegno continuo verso la crescita personale e il benessere emotivo. Ogni giorno è un'opportunità per imparare qualcosa di nuovo su te stesso, sugli altri e sul mondo che ti circonda.

Ricorda che la felicità non è un obiettivo statico ma una pratica dinamica. Sarai sottoposto a nuove sfide, incontrerai nuove persone e avrai nuove esperienze. Adatto le lezioni apprese durante questo viaggio alle nuove situazioni che la vita ti presenta.

Sii gentile con te stesso. La felicità non significa essere sempre felici, ma piuttosto sviluppare la capacità di affrontare le sfide con gratitudine, resilienza e ottimismo. Abbraccia il flusso della vita con apertura e curiosità.

In conclusione, auguro che questo libro sia stato un compagno prezioso nel tuo percorso verso la felicità. Che tu possa continuare a esplorare, imparare e crescere, mantenendo viva la fiamma della felicità nel tuo cuore.

www.ingramcontent.com/pod-product-compliance
Lightning Source LLC
Chambersburg PA
CBHW071054260726
48661CB00006B/2271